Konfrontieren

Erektile Dysfunktion

Frontal

Symptome, Ursachen und Behandlung

Dr. Sheila Harrison

Haftungsausschluss

Dieser Inhalt dient der allgemeinen Information über die Erkrankung und soll Sie in die Lage versetzen, bei Bedarf umgehend ärztliche Hilfe in Anspruch zu nehmen, um Komplikationen vorzubeugen. Es muss unbedingt betont werden, dass diese Informationen keinen Ersatz für die Konsultation eines qualifizierten Arztes darstellen. Der Bereich der medizinischen Wissenschaft entwickelt sich ständig weiter, und aufgrund der Dynamik des medizinischen Wissens empfehlen wir, den Rat eines Experten einzuholen, wenn Sie auf Unstimmigkeiten stoßen oder beabsichtigen, auf der Grundlage der in diesem Inhalt enthaltenen Informationen Maßnahmen zu ergreifen. Missachten Sie niemals die professionelle medizinische Beratung und verzögern Sie die Behandlung niemals auf der Grundlage von Informationen, die Sie online, einschließlich dieses Materials, oder aus einer anderen Online-Quelle gelesen haben. Denken Sie immer daran, dass das Internet Sie nicht heilen kann. Heilung kommt vielmehr durch die Führung medizinischer Fachkräfte und die Vorsehung Gottes zustande.

Inhaltsverzeichnis

Überblick

Die Unfähigkeit, bei sexueller Aktivität eine Erektion aufrechtzuerhalten, wird als erektile Dysfunktion (ED) bezeichnet. Erektile Dysfunktion kann nicht nur Männer betreffen, sondern, wenn sie unbehandelt bleibt, kann die Fähigkeit eines Paares zur Intimität erheblich beeinträchtigen. Hier sind die Meinungen von Spezialisten zum oft vernachlässigten Thema der Gesundheit des Mannes.

– um das Problem anzuerkennen, ärztliche Hilfe in Anspruch zu nehmen und es zu lösen.

„It's a Man Thing: Below-the-Belt Conversation", ein von Boston Scientific veranstaltetes Online-Konklave, zielte darauf ab, die dringend benötigte Erzählung rund um ED zu normalisieren.

- 10% der Männer leiden vor dem 40. Lebensjahr an ED, während 50% der Männer über 40 darunter leiden
- Auch Männer mit Diabetes leiden in 40% der Fälle an ED
- Fettleibigkeit, Alkoholismus und Rauchen sind Lebensstilvariablen, die zu Essstörungen beitragen.

- Bevor sie den entsprechenden Experten oder Arzt für ED aufsuchen, entscheiden sich die meisten Männer für eine Selbstbehandlung und verlassen sich auf pflanzliche Heilmittel und Nahrungsergänzungsmittel. Dafür dauert es etwa vier Jahre.

- Nur jeder dritte Mann mit ED sucht eine Behandlung.

- ED führt dazu, dass 20–30% der Ehen geschieden werden.

Diese schockierenden Zahlen und Fakten wurden zu Beginn des Konklaves enthüllt, um den Spezialisten die Möglichkeit zu geben, die wahrscheinlichen Ursachen des Problems zu identifizieren, eine verständliche Erklärung der Situation zu liefern und sich mit den physiologischen, psychologischen, soziologischen und medizinischen Aspekten des Problems zu befassen.

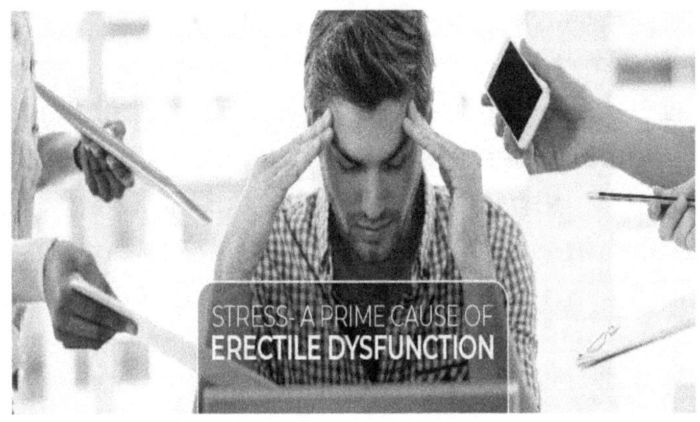

Abschnitt 1

Was ist die erektile Dysfunktion (ED)?

Impotenz, auch erektile Dysfunktion (ED) genannt, ist die Unfähigkeit für Sie oder Ihren Partner, eine Erektion aufrechtzuerhalten, die stark genug ist, um sexuelle Aktivitäten auszuüben. Eine vorzeitige Ejakulation oder die Unfähigkeit, eine Erektion lange genug aufrechtzuerhalten, damit beide Menschen eine befriedigende sexuelle Aktivität ausüben können, können die Ursache für ED sein. Wenn in mehr als 50 % der Fälle keine Erektion erreicht wird, kann dies auf eine erektile Dysfunktion hinweisen, auch wenn dies nicht immer der Fall ist. Die Ursache hierfür kann vielfältig sein, darunter Stress, Alkoholkonsum sowie Schäden oder Fehlbildungen der Blutgefäße im Penis.

ED kann eine chronische Krankheit oder eine vorübergehende Krankheit sein. Schätzungsweise 10 % der Männer leiden über einen längeren Zeitraum an ED, wobei typischerweise Menschen über 40 betroffen sind. Laut einer in den Vereinigten Staaten durchgeführten Studie leiden etwa 52 % der Männer in irgendeiner Form an ED, und der Prozentsatz der Männer, die an ED leiden, ist höher. Insgesamt steigt die Erkrankung im Alter zwischen 40 und 70 Jahren von 5 auf 15 %. Obwohl es häufiger bei älteren Erwachsenen auftritt, kann sie dennoch junge Männer betreffen.

ED kann zu einem Verlust der Intimität zwischen Paaren führen. Allerdings lassen sich die meisten Männer nicht behandeln, weil sie Angst vor einer Peinlichkeit haben oder weil die Gesellschaft ED gegenüber stigmatisiert. Die Behandlung von ED sollte normalisiert werden, da es auch ein Zeichen für andere Grunderkrankungen sein kann, die nicht erkannt werden.

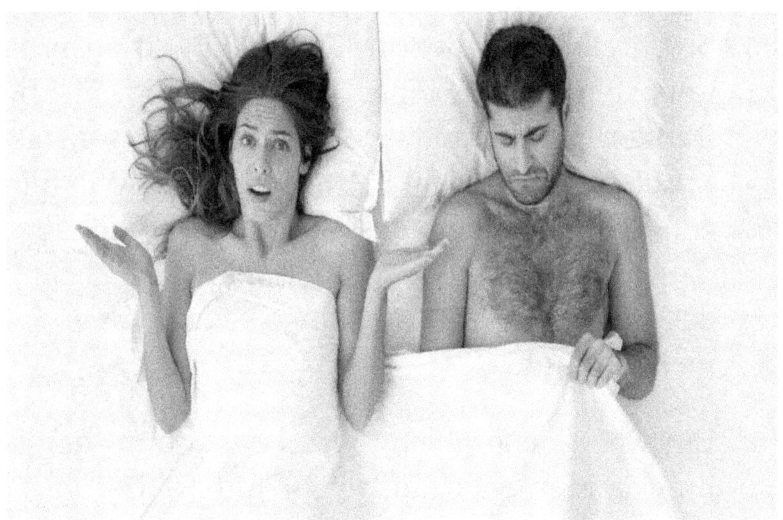

Sektion 2

Symptome einer erektilen Dysfunktion (ED)

ED und seine Symptome verstehen

Die Hauptsymptome der ED sind die Unfähigkeit, bei sexuellen Aktivitäten eine Erektion zu bekommen und aufrechtzuerhalten sowie eine verminderte Libido bzw. ein vermindertes sexuelles Verlangen.

Erektile Dysfunktion (ED) ist lediglich ein beschreibender Begriff für ein Erektionsproblem und kein Etikett, eine Diagnose oder ein Stigma. Denken Sie daran, dass jemand, der sonst keine Probleme hat, auch ED haben kann. Wir müssen zunächst verstehen, dass es keinen Grund gibt, sich dafür zu schämen oder sich Sorgen zu machen, und dass es auch nicht unbedingt bedeutet, dass etwas nicht stimmt.

Ein Erektionsproblem, was es ist, kann bei jedem jungen Menschen auftreten, nur weil er ängstlich oder angespannt oder falsch informiert ist oder versucht, einen neuen Partner zu beeindrucken, sodass er aufgrund von Leistungsangst an ED leiden könnte. Es könnte auch bei Männern mittleren Alters passieren, die ebenfalls kein wirkliches Problem haben, aber gestresst sind, berufsbedingte Anspannung und Arbeitsdruck haben und sehr müde nach Hause kommen. Und es könnte bei älteren Männern passieren, die aufgrund von Diabetes, Bluthochdruck, hohem Cholesterinspiegel oder Rauchen ein echtes körperliches Problem haben, was alles die Durchblutung beeinträchtigt.

Einige andere Symptome können eine Erektion außerhalb sexueller Aktivitäten sein, jedoch nicht während und die Unfähigkeit während der Masturbation, eine Erektion aufrechtzuerhalten.

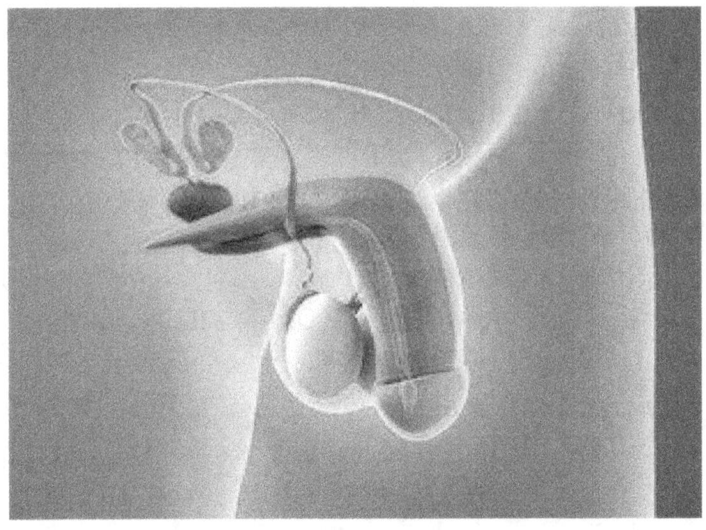

Sektion 3

Ursachen der erektilen Dysfunktion (ED)

Es braucht Geduld und Erfahrung, um die richtige Ursache für ED zu finden. „Es ist ein komplexes Problem, da es aus dem fehlerhaften Zusammenspiel des Geistes, der Nerven, der Arterien, des Schwellkörpers, der Venen und dem Einfluss von Hormonen entsteht." Es kann sowohl physiologischer oder organischer als auch psychologischer Natur sein.

Der Schlüssel liegt darin, dem Patienten zuzuhören, um dem Problem auf den Grund zu gehen. Dabei geht es darum, in die Tiefen dessen vorzudringen, was im Leben eines Einzelnen geschieht. Und das hilft, eine richtige Diagnose zu stellen. Das Wichtigste, was man mit dem Patienten tun kann, ist, sich die Zeit zu nehmen, sich seine Probleme anzuhören.

In den meisten Fällen wird der Penis des Mannes zum Phänomen des Partners oder Paares. Melden sich die Frauen, um ihren Partnern bei der Behandlung von ED zu helfen, damit das Paar ein erfülltes Leben führen kann? Wenn das passiert, werden Sie später anhand der detaillierten Anamnese und der Ergebnisse erkennen, ob in der Beziehung ein besonderes Problem vorliegt oder nicht, das sich auf die Erektion auswirkt. ED-Patienten sollten auch wissen, dass, selbst wenn sie ein Problem mit der ED haben, dies allein ein Signal des Einsseins mit ihnen aussenden sollte. Ihre Partner versuchen daher, dieses Problem gemeinsam mit ihren Partnern zu lösen. Das ist eine große Unterstützung, und eine solche Ermutigung hilft dem Kunden sicherlich.

Es gibt eine Reihe von Gründen, warum ES auftreten kann, und dies liegt nicht nur an psychologischen Faktoren wie Stress oder Depressionen. Dazu können gehören:

- Arteriosklerose (verstopfte Blutgefäße)
- Diabetes mellitus
- Hypertonie
- Schädigung des Rückenmarks
- Körperliches Trauma
- Multiple Sklerose
- Alkoholismus
- Häufiges Rauchen
- Häufige Mustabation
- Niedriger Testosteronspiegel
- Hormonungleichgewicht
- Nebenwirkungen bestimmter Medikamente
- Auswirkungen einer Operation
- Drogenmissbrauch

- Parkinson

- Hoher Cholesterinspiegel

- Arbeitsbedingte Anspannung, Arbeitsdruck

- Angst vor Fehlinformationen – der Versuch, einen neuen Partner zu beeindrucken

- Fettleibigkeit erhöht die Risiken.

Wenn Sie eines dieser Symptome erlebt haben, bedeutet dies nicht, dass Sie ED haben werden, es besteht jedoch ein höheres Risiko, daran zu erkranken.

ED kann ein Zeichen für eine möglicherweise vorliegende zugrunde liegende medizinische Komplikation sein. Um festzustellen, ob dies der Fall ist, wird in der Regel eine gründliche Diagnose durchgeführt.

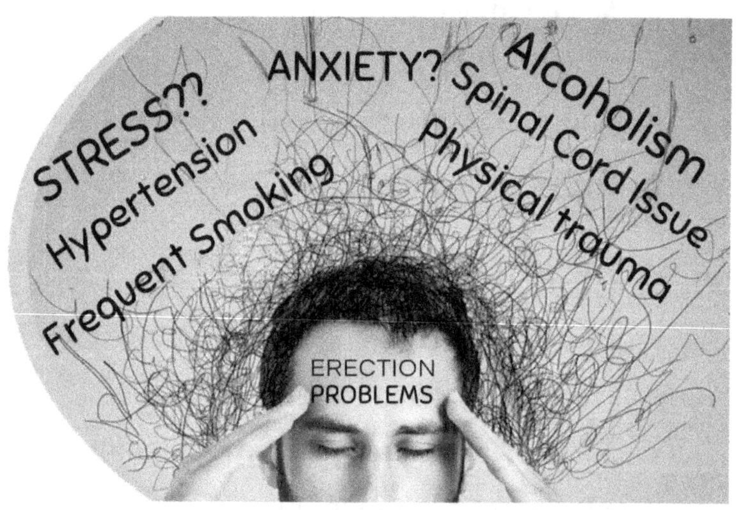

Sektion 4

Risikofaktoren für erektile Dysfunktion

Fettleibigkeit erhöht die Risiken

Laut einer Studie weisen etwa 30 % der übergewichtigen Menschen, die Hilfe bei der Gewichtskontrolle suchen, auf Probleme mit dem Sexualtrieb, dem Verlangen, der Leistung oder allen dreien hin. Angenommen, eine Person wünscht sich ein besseres Sexualleben. In diesem Fall sollte das Gesundheitsziel darin bestehen, das Übergewicht zu reduzieren und das Idealgewicht beizubehalten, denn alles in allem ist Fettleibigkeit ein Hindernis für den vollen Genuss des sexuellen Erlebnis.

Eine Person gilt als fettleibig, wenn das tatsächliche Gewicht 20 % über dem Idealgewicht (gemäß der Körpergröße) liegt. Fettleibigkeit ist weltweit eine der größten Gesundheits Herausforderungen, insbesondere in Industrieländern. Es ist die Hauptursache für Krankheit. Übergewicht erhöht das Risiko für Herzerkrankungen, Diabetes, Bluthochdruck, Schlaganfall, Arthrose und Krebserkrankungen wie Dickdarm,

Bauchspeicheldrüse, Magen und Brust. Leider kann Fettleibigkeit körperlich und psychisch einschränkend sein, die Intimität verhindern und sich negativ auf das Sexualleben auswirken.

Wenn wir einige Lebensstil- und medizinische Probleme im täglichen Leben hervorheben, die zu ED im Hinblick auf die Leistungsfähigkeit des Mannes beitragen, sollten wir nicht die Tatsache aus den Augen verlieren, dass Sex am besten ist, wenn man sich auf dem Höhepunkt seiner Gesundheit befindet und dann den größten Drang verspürt: größte Energie, größte Fähigkeit. Wenn sich Ihr allgemeiner Gesundheitszustand verschlechtert, nehmen Ihre sexuellen Fähigkeiten ab, auch wenn dieses Verlangen möglicherweise vorhanden ist. Eine Führungskraft mittleren Alters, die übergewichtig ist, keinen Sport treibt, zu viel Zucker isst und zehn Zigaretten am Tag raucht, wird also ein lebensstilbedingtes sexuelles Problem haben.

Diabetes und Bluthochdruck

Man muss sich unbedingt darüber im Klaren sein, dass Diabetes die Nerven, die kleinen Blutgefäße, die großen Blutgefäße und das endokrine System beeinträchtigt und die Männer für

Erektionsprobleme prädisponiert. Ebenso bei Bluthochdruck. Sowohl Bluthochdruck als auch die zur Kontrolle des Bluthochdrucks eingenommenen Medikamenten können ED verursachen.

Stress Angst und Depression

Stress, Angstzustände, Depressionen und psychische Probleme haben sich während der Pandemie verschlimmert, was die Intimitätsprobleme noch verstärkt. Diese tragen wesentlich dazu bei und verschlechtern das Leben des modernen Menschen, während seine Leistungsfähigkeit abnimmt. Was es noch schlimmer macht, ist die Akzeptanz der Tatsache, dass Menschen oft nicht glauben wollen, dass sie depressiv, ängstlich und gestresst sind.

Stress spielt eine große Rolle in den Beziehungen eines Menschen und verursacht viele Beziehungsprobleme, die wiederum viele sexuelle Probleme verursachen.

Abschnitt 5

Diagnose einer erektilen Dysfunktion (ED)

Ihr Pflegepersonal stellt Ihnen möglicherweise eine Reihe von Fragen im Zusammenhang mit der medizinischen und sexuellen Vorgeschichte von Ihnen oder Ihrem Partner. Dazu können Fragen zu den Medikamenten gehören, die Sie oder Ihr Partner derzeit einnehmen, zu gesundheitlichen Problemen, unter denen eine von Ihnen möglicherweise leidet, und zum Grad der Zufriedenheit mit der sexuellen Aktivität. Es mag ziemlich peinlich sein, auf Einzelheiten einzugehen, aber dies ist der erste Schritt, um Abhilfe zu schaffen. Der International Index of Erectile Function (IIEF) ist eine Art Fragebogen, der bei der Diagnose verwendet werden kann, um einige dieser Fragen zu stellen.

Wenn der Arzt dies für erforderlich hält, kann auch eine körperliche Untersuchung durchgeführt werden. Dies kann dabei helfen, die mögliche Ursache der ED zu identifizieren und sie darüber zu informieren, welcher Folgetest als nächstes erforderlich ist oder ob die Besprechung eines Behandlungsplans erforderlich sein könnte.

Es können auch andere Tests in Betracht gezogen werden, beispielsweise Blutuntersuchungen und Ultraschalluntersuchungen. Diese Tests untersuchen nicht nur die Ursache der ED, sondern können auch Aufschluss über zugrunde liegende Erkrankungen geben, die ärztliche Hilfe erfordern. Ihr Arzt wird Sie darüber informieren, ob dies tatsächlich der Fall ist. Diese werden im Allgemeinen nur durchgeführt, wenn Ihr Arzt den begründeten Verdacht hat, dass ein medizinisches Problem zugrunde liegt, das eine weitere Untersuchung erfordert.

Eine psychologische Untersuchung kann erforderlich sein, wenn die Ursache der ED nicht auf eine Krankheit zurückzuführen ist. Ihr Arzt wird sorgfältig psychologische Faktoren beurteilen, die die Leistung beeinflussen könnten. Es kann sich sogar um Leistungsangst aufgrund von Stress, geringem Selbstwertgefühl oder Peinlichkeit handeln. Ihr Arzt kann dann entscheiden, ob Sie eine Beratung zur Nachbehandlung benötigen.

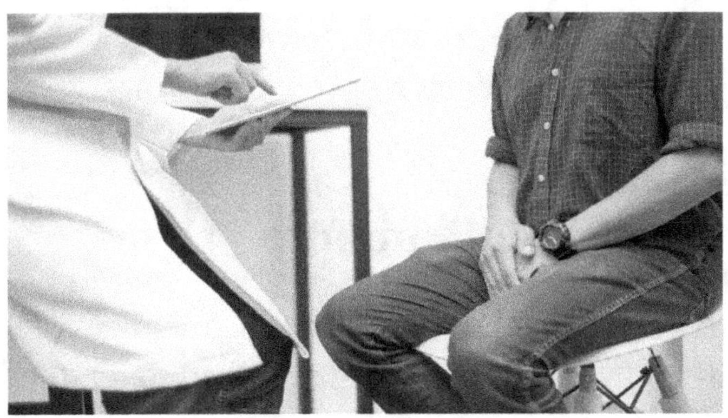

Abschnitt 6

Behandlung der erektilen Dysfunktion (ED)

Sobald die Ursache geklärt ist, kann eine Behandlung sehr hilfreich sein. „Bei organischen ES besteht wie bei jeder anderen Krankheit, die auf einer endothelialen Dysfunktion wie Diabetes oder Herzerkrankungen beruht, ein Bedarf an Langzeitmedikamenten. Doch in den meisten Fällen weigern sich Patienten aufgrund von Stigmatisierung und Unwissenheit, Hilfe zu suchen, und bevorzugen Selbstmedikation und Google-gestützte Behandlungen, die möglicherweise mehr schaden als nützen.

Aber danach hat ein Arzt seine medizinische und sexuelle Vorgeschichte untersucht. Er wird entscheiden, welcher Behandlungsplan für Sie oder Ihren Partner am besten geeignet ist und welche Vorteile und Risiken er mit sich bringt.

Orale Medikamente

Die Pille ist ein zweischneidiges Schwert. Diejenigen, die in solchen Fällen Selbstmedikation in Betracht ziehen, verpassen die Möglichkeit herauszufinden, warum sie das Problem überhaupt haben, und die Grundursache des Problems zu lösen. Andererseits wirken verschreibungspflichtige Medikamente sehr gut, aber die Person zögert, sie einzunehmen, weil sie Angst hat, dass sie ihr Schaden nehmen könnte. Ich möchte Männern und Ihren Partnern versichern, dass die richtige Anwendung dieser Medikamente nicht gefährlich ist. Sie schädigen weder Herz, Nieren noch Leber und können langfristig eingenommen werden.

Medikamente wie Sildenafil (auch bekannt als Viagra), Tadalafil (Cialis, Adcirca) und Vardenafil (Levitra, Staxyn) werden im Allgemeinen zur Behandlung von ED eingesetzt. Sie verstärken die Wirkung von Stickstoffmonoxid, einer natürlichen Chemikalie, die der Körper produziert, um die Muskeln im Penis zu entspannen, die Durchblutung zu erhöhen und Ihnen oder Ihrem Partner eine Erektion zu ermöglichen.

Tatsächlich wurde Viagra (Sildenafil) ursprünglich in einem Pfizer-Labor bei der Erforschung von Arzneimitteln gegen Herz-Angina entdeckt. Daher sollte es nicht von Männern eingenommen werden, die Medikamente gegen Angina pectoris (wie Sorbit Rat) einnehmen, da es zu einer verstärkenden Wirkung des Arzneimittels kommt. Andernfalls kann es bedenkenlos von Männern eingenommen werden, die blutdrucksenkende Medikamente oder Medikamente gegen Diabetes einnehmen, sofern sie ansonsten körperlich für den Geschlechtsverkehr geeignet sind.

Aber aufgrund dieser Einschränkung haben die Menschen den Punkt verfehlt und gedacht, es sei schädlich für Herz, Niere und Leber, was sachlich nicht stimmt.

Die Einnahme dieser Medikamente erfordert immer noch eine sexuelle Stimulation, um eine Erektion hervorzurufen, und sie sind keine Aphrodisiaka, die das sexuelle Verlangen anregen. Stellen Sie sicher, dass Sie oder Ihr Partner jederzeit die Verschreibung Anweisungen befolgen, um unerwünschte Nebenwirkungen zu vermeiden.

Zu den Nebenwirkungen können Hitzewallungen, verstopfte Nase, Kopfschmerzen und Verdauungsstörungen gehören. Die Dosierung wird von Ihrem Arzt festgelegt. Konsultieren Sie ihn jedoch immer, wenn bei Ihnen häufig Nebenwirkungen auftreten oder wenn das Medikament überhaupt keine Wirkung zeigt. Wenn Sie oder Ihr Partner eine Erektion haben, die länger als 4 Stunden anhält, suchen Sie sofort einen Arzt auf.

Orale Medikamente dürfen nicht eingenommen werden, wenn Sie derzeit Nitrat-Medikamente zur Behandlung von Brustschmerzen oder Angina pectoris einnehmen, da dies zu einer Hypotonie (ungewöhnlich niedriger Blutdruck) führen kann, die gefährlich sein kann. Sie oder Ihr Partner sollten die Einnahme dieser Arzneimittel auch vermeiden, wenn einer von Ihnen an einer Herzerkrankung leidet.

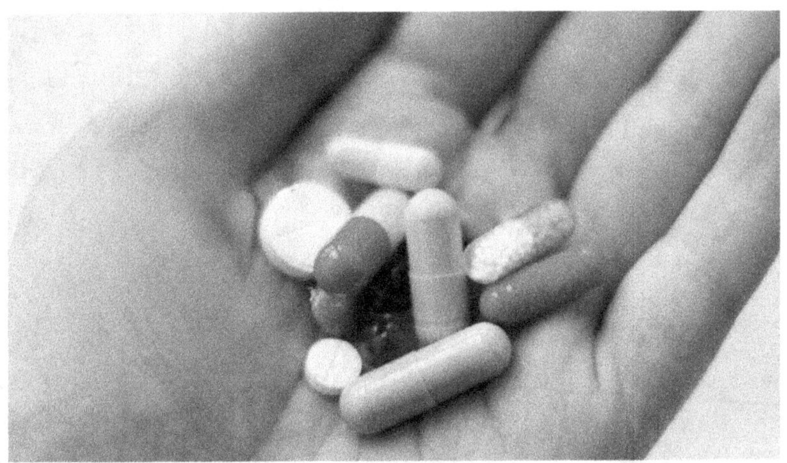

Nicht-orale Medikamente

Für den Fall, dass Sie keine oralen Medikamente einnehmen können, können andere Medikamente zur Behandlung von ED verschrieben werden. Ein solches Medikament ist Alprostadil, das entweder als Selbstinjektion, als Harnröhren Zäpfchen (eine Art Medikament, das in den Körper eingeführt wird, wo es sich auflöst) oder als topische Creme verschrieben werden kann.

Die Selbstinjektion erfordert eine Injektion von Alprostadil (manchmal gemischt mit anderen Medikamenten) mit einer feinen Nadel in die Basis oder die Seite des Penis. Jede Injektion führt zu einer Erektion, die nicht länger als eine Stunde anhält. Beim Zäpfchen wird ein winziges Alprostadil-Zäpfchen mit einem speziellen Gerät in die Harnröhre des Penis eingeführt. Die Erektion beginnt normalerweise innerhalb von 8 bis 10 Minuten und kann zwischen 30 und 60 Minuten dauern.

Allerdings können die Nebenwirkungen beider Methoden für Sie oder Ihren Partner schmerzhaft sein. Zu den Nebenwirkungen gehören leichte Blutungen bei der Selbstinjektion oder bei der Verwendung des Zäpfchens in der Harnröhre oder sogar die Bildung von faserigen Geweben im Penis. Bei einigen Patienten mit Erkrankungen des Gehirns oder des Blutes kann es sogar zu Schwindelgefühlen und hohem Blutdruck kommen.

Topische Alprostadil-Cremes sind eine weniger invasive Methode, bei der lediglich eine medizinische Creme auf den Penis aufgetragen werden muss. Eine Studie hat herausgefunden, dass die topische Creme eine sichere und schmerzfreie Methode zur Behandlung von ED darstellt, insbesondere für diejenigen, die keine oralen Medikamente einnehmen können.

Eine Testosteronersatztherapie ist ebenfalls eine Überlegung zur Behandlung von ED. Wenn die ED durch einen niedrigen Testosteronspiegel verursacht wird, wird dies zur Behandlung empfohlen. Es kann dazu beitragen, die Energie, Stimmung und Knochendichte eines Mannes zu verbessern, Muskelmasse und Gewicht zu erhöhen und das sexuelle Verlangen zu steigern. Dies wird nur Männern mit niedrigem Testosteronspiegel empfohlen, da es bei normalem Testosteronspiegel zu Nebenwirkungen wie einer Vergrößerung der Prostata kommen kann.

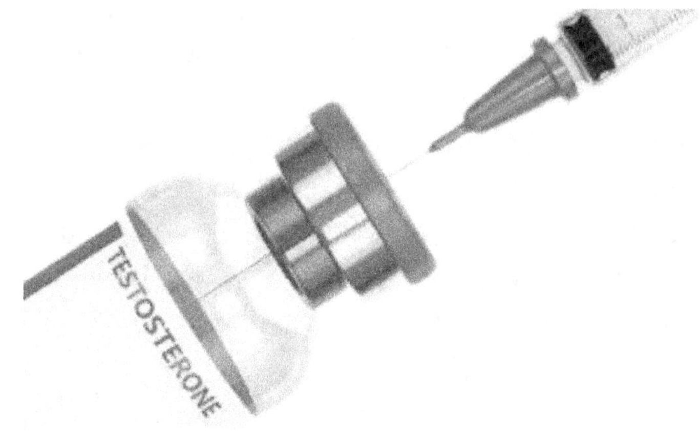

Mechanische Hilfsmittel

Gemeint sind Medizinprodukte, die zur Behandlung von ED zugelassen sind. Ein solches Gerät ist eine Penispumpe (Vakuum-Vergangungs-/Erektion Gerät). Im Wesentlichen besteht dieses Gerät an einem Ende aus einem Hohlrohr und am anderen Ende aus einer manuellen oder batteriebetriebenen Pumpe. Das Gerät führt den Penis in den Schlauch ein und betätigt dann die Pumpe, um die Luft im Schlauch zu saugen. Dadurch entsteht im Schlauch ein Vakuum, das Blut in den Penis zieht und eine Erektion verursacht. Sobald dies erledigt ist, wird ein Band (oder Spannring) vom Schlauch aus um den Penis gestülpt, um die Erektion aufrechtzuerhalten, bevor die Pumpe entfernt wird. Das Band kann bis zu 30 Minuten an Ort und Stelle bleiben; nach sexueller Aktivität können Sie das Band entfernen.

Obwohl dies eine wirksame Methode zur Behandlung von ED ist, kann die Anwendung dennoch zu Komplikationen führen. Einige beschweren sich darüber, dass die Penispumpe umständlich und unbequem zu bedienen sei. Andere stellen fest, dass ihr Penis durch die Verwendung gequetscht wird und sind davon abgeschreckt, dass die Ejakulation durch das Band eingeschränkt wird.

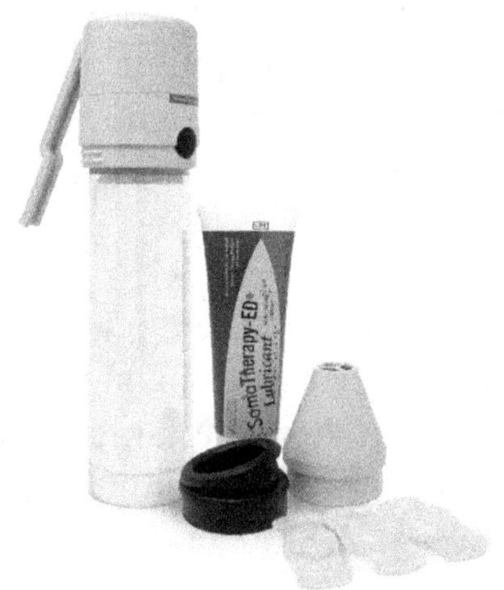

Penisimplantate

Bei dieser Art der Behandlung werden chirurgische Geräte auf beiden Seiten des Penis eingeführt, mit denen sie diese manipulieren können, um eine Erektion hervorzurufen. Die beiden häufigsten Implantattypen sind aufblasbare Prothesen oder formbare/halbstarre Prothesen.

Das aufblasbare Implantat besteht aus einer Pumpe und zwei aufblasbaren Zylindern. Die Pumpe befindet sich normalerweise im Hodensack. Durch Betätigung der Pumpe wird eine Salzlösung in die Zylinder (in den Erektion Kammern des Penis platziert) freigesetzt und löst eine Erektion aus. Ein Entleerungsventil entfernt die Lösung aus diesen Zylindern, um den Penis nach der sexuellen Aktivität zu entleeren.

Das halbstarre Implantat besteht aus biegsamen Stäben, die in die Erektion Kammern des Penis eingeführt werden und dann manipuliert werden können, um eine Erektion zu erzeugen oder diese umzukehren.

Die Zufriedenheitsbefragungen von Männern, die ein Penisimplantat erhalten haben, sind sehr positiv. Dennoch gelten Penisimplantate als letztes Mittel, wenn alle anderen Behandlungsformen wirkungslos bleiben. Nebenwirkungen der Implantate können gefährlich sein, da eine Infektion die häufigste Ursache für das Versagen der Implantate ist. Brüche können ebenfalls ein großes Problem darstellen, das sofortige ärztliche Hilfe erfordert.

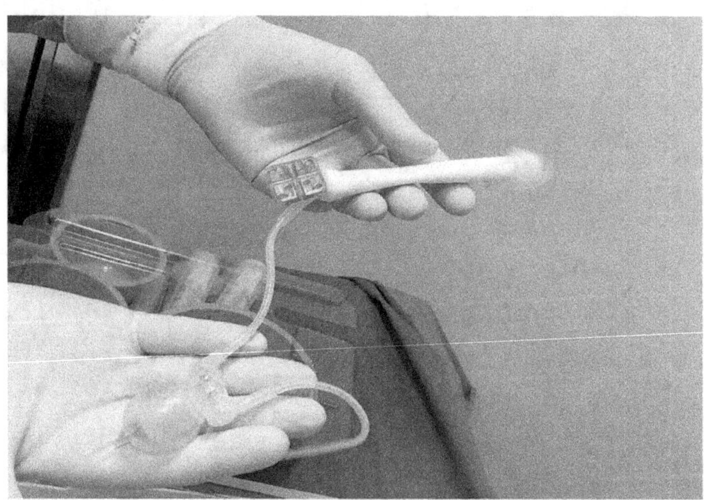

Psychologische Beratung

Die Therapie ist eine wirksame Behandlungsmethode für ED, wenn sie durch eine zugrunde liegende emotionale oder psychische Belastung und nicht durch eine Krankheit verursacht wird. Ein lizenzierter Berater kann dabei helfen, den emotionalen Stress abzubauen, unter dem Sie möglicherweise leiden, manchmal gemeinsam mit Ihrem Partner, um ihm mitzuteilen, wie Sie sich fühlen.

Es ist völlig in Ordnung, wenn das Thema peinlich ist, aber Sie oder Ihr Partner sollten es nicht ständig verheimlichen oder dem Problem aus dem Weg gehen. Mangelnde Kommunikation zerstört nur das Vertrauen zwischen Paaren und verlängert die Qual der ED. Arbeiten Sie mit dem Berater Ihre Ängste, Zweifel und Befürchtungen durch und finden Sie heraus, was getan werden kann, um sie zu lindern. Es gibt eine Vielzahl von Therapiemethoden, die Ihnen helfen, Ihre Bedürfnisse mit Ihrem Partner zu kommunizieren oder einen neuen Sinn in Ihrer Beziehung zu finden.

Bei der psychiatrischen Beratung folgen die meisten Experten einem einfachen Phänomen: Sie berücksichtigen eine detaillierte Sexual- und

Beziehungsgeschichte. Das gibt also ziemlich viel einen umfassenderen Überblick über die Ursache.

- Ist das eine organische Ursache?
- Oder soll es eine psychische Ursache sein?
- "Ist es eine soziale Ursache oder handelt es sich eher um ein Beziehungsproblem, mit dem wir es zu tun haben?""

Wenn die Ursachen organischer Natur sind, wird ein Patient an einen auf dieses Fachgebiet spezialisierten Arzt überwiesen, sei es ein Kardiologe oder ein Androloge, und wenn es sich um eine psychologische Ursache handelt, wird ein Patient an einen Psychiater oder klinischen Sexologen überwiesen. geht tiefer ins Detail, um festzustellen, ob die Person primär an erektiler Dysfunktion leidet oder ob es sich um Angstzustände, Depressionen, Drogen oder Alkohol handelt oder manchmal um ein Partnerproblem handelt. „Der Partner muss an irgendeiner Art von Vaginismus, einer Luststörung oder einer Depression leiden, die zu einer erektilen Dysfunktion führt." Der Psychiater oder der klinische Sexologe versuchen herauszufinden, ob das Paar ein Beziehungsproblem hat. „Wenn überhaupt, dann betrachten Sie bei solchen Patienten ganzheitlich die drei Teile des Dreiecks:

das Individuum, den Partner und die Beziehung",
fügt Dr. Shyam hinzu.

Es ist zu einem Überbegriff für verschiedene
Probleme geworden, die in den meisten Fällen bei
Männern auftreten können. „Es könnte ein
Libidoproblem sein, was bedeutet, dass er keinen
Drang nach Sex verspürt, oder er könnte ein
Erregungsproblem haben, er fühlt sich nicht zu
seinem Partner hingezogen, oder er könnte ein
Erektionsproblem haben, was wiederum vielleicht
ein Problem mit ihm ist." eine Erektion bekommen
oder aufrechterhalten. Und dann hat er manchmal
ein Problem mit einem frühen Orgasmus oder einer
vorzeitigen Ejakulation: Jede dieser Erkrankungen
hat unterschiedliche Ursachen und
Behandlungsmöglichkeiten, aber alle werden unter
dem Oberbegriff ED zusammengefasst, was nicht
der Fall ist.

Es ist einer der häufigsten Beschwerdefälle in den
meisten Gesundheitszentren. Die meisten
Patienten sprechen jedoch nur ungern darüber,
aber das Wohlbefinden hat im Laufe der
Jahrzehnte zugenommen, da sich dieser Trend
allmählich ändert. Die meisten Patienten leiden
unter psychogener ED, die in der Regel auf falsche
Wahrnehmungen oder mangelnde Intimität
aufgrund von Angstzuständen und mangelnder

sexueller Aufklärung zurückzuführen ist. Für viele Patienten brauchen wir in der Regel nur eine Beratung und ein paar Medikamente, um Vertrauen zu schaffen. Bei Patienten mit psychogener ED ist das Problem heilbar, wenn rechtzeitig eingegriffen wird. Nach einigen Wochen oder Monaten benötigen die meisten Patienten keine Therapie mehr.

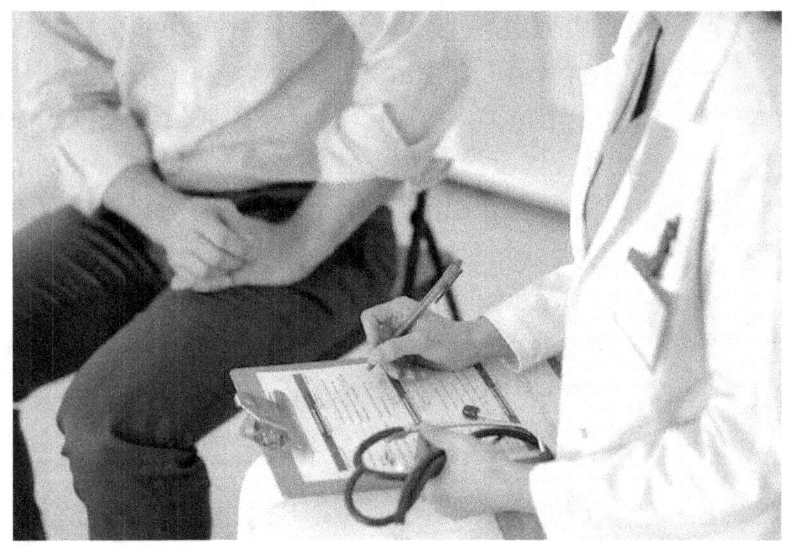

Abschnitt 7

Vorbeugung von erektiler Dysfunktion (ED)

Während einige Fälle von ED unvermeidbar sind, gibt es Möglichkeiten, wie Sie verhindern können, dass Ihnen jemals ED passiert. Die meisten davon beinhalten wichtige Änderungen des Lebensstils, die Ihr Wohlbefinden verbessern. Diese beinhalten:

- Auf eine gesunde und ausgewogene Ernährung achten
- Hören Sie auf zu rauchen.
- Regelmäßiges Training
- Vermeiden Sie Drogenmissbrauch
- Reduzieren Sie den Alkoholkonsum
- Befolgen Sie Ihren Medikamentenplan
- Kommunizieren Ihre Gefühle gegenüber Ihrem Partner

Ziehen Sie nicht sofort eine Bestandsaufnahme der Behauptungen, alternative Medizin könne ED heilen, da viele alternative Heilmittel möglicherweise auf reinen Spekulationen basieren. Ohne ordnungsgemäße klinische Studien zum

Nachweis ihrer Wirksamkeit kann die Einnahme dieser Heilmittel gesundheitsschädlich sein. Konsultieren Sie immer einen zugelassenen Arzt, wenn Sie die Einnahme irgendeiner Form von Nahrungsergänzungsmitteln in Betracht ziehen.

Ein offenes Gespräch über sexuelle Aktivitäten mit Ihrem Partner und Ihrem Arzt ist ein wichtiger erster Schritt zur Bekämpfung von ED.

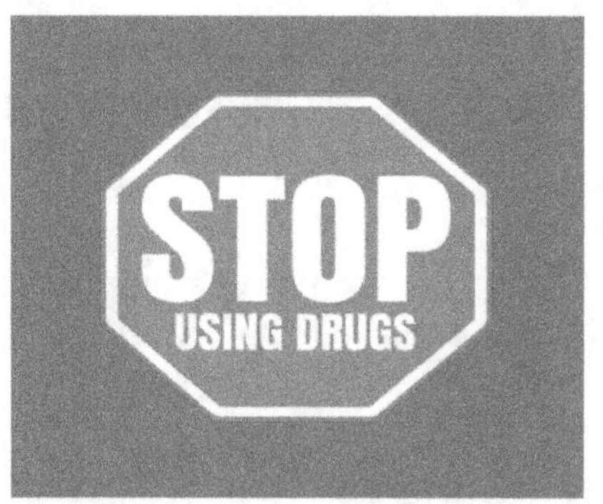

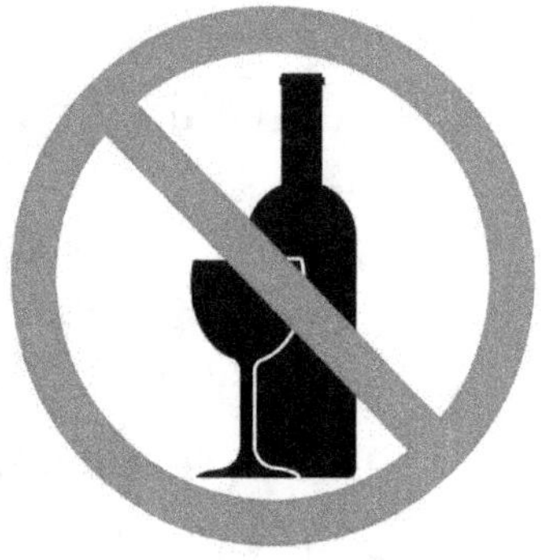
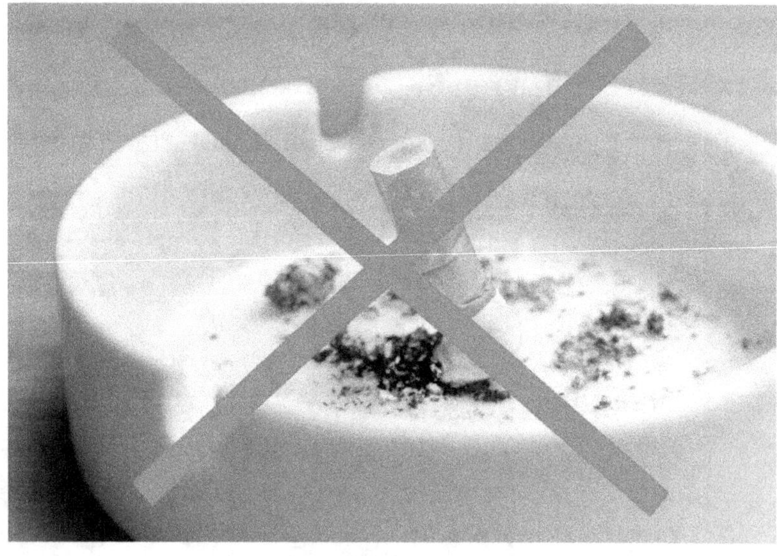

www.ingramcontent.com/pod-product-compliance
Lightning Source LLC
Chambersburg PA
CBHW060908260726
48661CB00008B/3520